AF321150

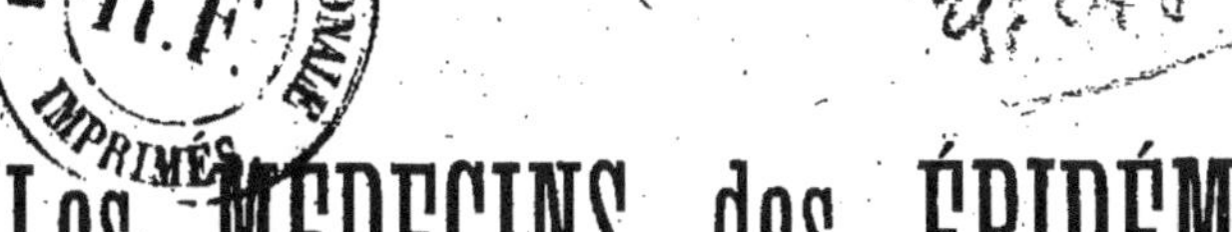

Les MÉDECINS des ÉPIDÉMIES

dans la Flandre Wallonne, au XVIIIe siècle

Par M. E. ROLANTS

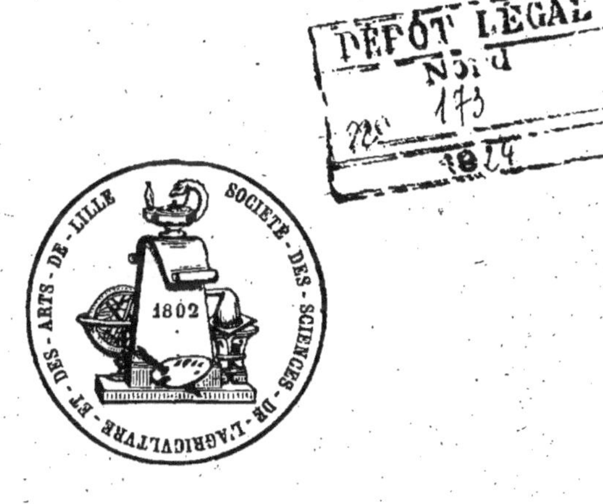

LILLE,
IMPRIMERIE L. DANEL.
1924.

LES MÉDEDINS DES ÉPIDÉMIES
DANS LA FLANDRE WALLONE, AU XVIIIe SIÈCLE

par M. E. ROLANTS.

Si les grandes pestes, qui étaient si fréquentes auparavant, furent épargnées au nord de la France pendant le XVIIIe siècle, il y régna cependant un certain nombre d'épidémies. D'après les documents qui nous sont parvenus (1), la plupart de ces épidémies se rapportent à des fièvres putrides malignes (typhus ou fièvre typhoïde). Une épidémie de dysenterie a régné dans les environs de Lille en 1750. Plusieurs épidémies de grippe ont été signalées, surtout celle de 1779-1780, décrite par Boucher. L'épidémie de suette de 1718-1720 ne nous est connue que par des relations d'historiens. Aucune pièce ne mentionne les maladies infantiles, ni la variole qui du reste sévissait à l'état endémique. Une affection d'un genre tout particulier qui s'est répandue en 1749 et 1750 a été décrite par Boucher, sous le nom de gangrène épidémique (2), qui n'a pas reconnu l'ergotisme gangréneux.

A Lille, le magistrat avait, à la fin du XVIIIe siècle, créé le Collège de Médecine, qui, considéré comme un Conseil d'hygiène, devait lui donner ses avis sur les mesures à prendre en temps d'épidémie (3). Il se préoccupa parfois de la propagation des épidémies qui régnaient dans les contrées voisines (4).

---

(1) Archives départementales du Nord. — Etats de la Flandre Wallonne. — Portefeuille C 15 et Registres 1.429 à 1.433 et 1.456.

(2) Journal de Médecine 1762, Tome XVII, pages 327, 396 et 504.

(3) Exemple : Délibération du 2 mars 1741. — Archives communales C 1.269 d 14

(4) En Août 1723, DEVINALMONT et DE SAINT-LEGER, du Collège de Médecine, furent députés pour faire une enquête dans le pays d'Artois, pour y reconnaître la maladie épidémique qui y régnait.

Les grands baillis des Etats, qui étaient chargés de l'administration du plat pays (1), paraissent n'avoir jamais pris d'initiative pour combattre les épidémies, ils n'intervenaient que lorsque les communautés avaient recours à eux, après avoir épuisé toutes leurs ressources. Leur zèle eut souvent besoin d'être stimulé par l'Intendant.

Le rôle des intendants et de leurs subdélégués dans la lutte contre les maladies épidémiques a été très variable dans la Flandre Wallonne. Certains se préoccupèrent vivement de cette question. En 1759, M. DE CAUMARTIN rendit une ordonnance, qui fut envoyée à toutes les communautés de la province, leur enjoignant de faire part au médecin BOUCHER de tous les cas de maladies particulières épidémiques. Le même intendant fit imprimer, en 1769, un mémoire contenant la méthode de traitement des fièvres putrides vermineuses qui régnaient alors dans la châtellenie de Lille. Ce mémoire fut envoyé aux subdélégués pour être distribué aux curés des villes et villages et aux Etats (une vingtaine d'exemplaires) pour le cas où certaines communautés auraient été oubliées. Le dernier intendant, ESMANGART, a suivi avec beaucoup d'attention l'épidémie qui a régné, de 1786 à 1788, à Roubaix et dans les communes environnantes, probablement sous l'influence indirecte de la Société Royale de Médecine.

Généralement, lorsque les Etats recevaient une supplique des gens de loi d'une communauté, leur demandant des secours pour combattre une épidémie, qui ordinairement régnait déjà depuis plusieurs mois, ils « députaient » un ou plusieurs médecins pour aller « reconnaître » la maladie et indiquer aux médecins et chirurgiens de l'endroit la méthode de traitement des malades. Après enquête sur place, et quelquefois aussi « ouverture de cadavres », à leur retour à Lille, ces médecins exposaient, à l'Assemblée des Etats, leur opinion ou rédigeaient un mémoire qui fut parfois imprimé et distribué, donnant la description de la maladie, la méthode de traitement et très rarement quelques conseils pour la prophylaxie. Si certains mémoires ont été rédigés avec une précision suffisante pour permettre un diagnostic

---

(1) Les Etats de la Flandre Wallonne se composaient des magistrats délégués des villes de Lille, Douai et Orchies, et des quatre baillis des quatre principaux seigneurs haut-justiciers : le bailli du Roy, seigneur de Phalempin ; celui du prince d'Epinoy, seigneur de Cysoing ; celui du comte d'Egmont, seigneur de Wavrin et celui du prince de Chimay, seigneur de Comines. Seuls les quatre grands baillis s'occupaient du plat pays.

rétrospectif, beaucoup d'autres contiennent des indications si vagues qu'il est impossible de reconnaître la maladie dont il est question.

Les grands baillis allouaient alors des sommes pour les honoraires des médecins députés, les gratifications aux médecins et chirurgiens des lieux, les médicaments et quelquefois les vivres distribués aux malades.

Parmi les médecins qui exerçaient à Lille, quelques uns seulement furent des médecins spécialisés, deux tiennent le premier rang : BOUCHER qui fut surtout le conseil des intendants, et DEHENNE, celui des Etats.

Pierre-Joseph BOUCHER (1715-1793), bien que simple licencié en médecine, fut un des plus grands médecins de province de France dans la seconde moitié du XVIIIᵉ siècle (1). Professeur d'anatomie, médecin de l'Hôpital Comtesse, puis de l'Hôpital Saint-Sauveur pendant 50 ans, il publia un certain nombre de mémoires qui furent très estimés, et des relations très documentées d'épidémies, entr'autres celle de typhus en 1758. Aussi fut-il honoré des titres de membre de l'Académie de Chirurgie, correspondant de l'Académie des Sciences et associé de la Société Royale de Médecine. Cette dernière lui décerna une médaille d'or pour sa belle conduite pendant l'épidémie de 1787 et la relation qu'il en donna. Pendant 35 ans, il fut le collaborateur assidu du Journal de Médecine, auquel il envoya chaque mois un exposé des maladies régnantes, ainsi que ses observations météréologiques à Lille. De 1766 à la Révolution, il fit partie du Magistrat de la ville.

Observateur sagace, BOUCHER fit preuve d'une rare indépendance lorsqu'il écrivit, dans son rapport de 1787, les réflexions suivantes, qui indiquent en même temps sa méthode de travail :

« Nous avons reçu, écrit-il, par le canal de M. l'Intendant, divers mémoires de la Société Royale de Médecine, tendant à nous éclairer sur la conduite que nous avions à tenir pour le traitement de cette maladie, et sur les moyens d'en empêcher la propagation et d'en préserver les personnes qui portent secours aux malades. Ces mémoires ne nous ont pas été d'un grand secours, puisque ces Messieurs n'étant pas à portée de voir les malades, ils ne pouvoient pas bien saisir le

---

(1) Il est cité dans la plupart des dictionnaires de Médecine.

choix des moyens de curation que nous indiquoient l'observation journalière des divers symptômes ».

Et plus tard :

« Nous avons été à même de vérifier, dans le cours de nos visites, à quel point il est nécessaire de suivre exactement le cours de la maladie, pour tirer la meilleure partie des observations faites dans ses diverses périodes, et prescrire les moyens de curation convenables en égard aux différentes nuances qui se présentent ; ce à quoi on ne pouvait parvenir par de simples mémoires ».

DEHENNE était docteur de l'Université de Montpellier. Bien que de moins grande valeur que BOUCHER, ce qu'il reconnaît implicitement, car l'orsqu'ils collaborèrent ce fut toujours ce dernier qui rédigea et écrivit les rapports, il fut cependant le plus souvent « député » par les Etats. Aussi s'intitulait-il « médecin ordinaire de Messieurs des Etats pour les maladies épidémiques de la province. » Il publia dans le Journal de Médecine un rapport sur l'épidémie de Seclin en 1756 en collaboration avec de CYSSAU. Il fut correspondant de la Société Royale de Médecine (1).

VANGRAEFSCHEPE de CYSSAU, aussi docteur de l'Université de Montpellier, ne fut appelé par les Grands Baillis que deux fois en 1756 et en 1789. Ce médecin, qui fut très charitable, n'avait pas les talents supérieurs qui lui furent reconnus à sa mort, si on en juge pas ses rapports aux Etats aussi courts que peu précis

Deux médecins militaires attachés à l'Hôpital de Lille furent nommés corespondants de la Société Royale de Médecine comme employés pour les épidémies (2).

MERLIN, docteur de l'Université de Montpellier, n'apparaît dans cette fonction qu'en 1790. Il a publié divers mémoires dans le Journal de Médecine.

---

(1) Il y eut un grand débat en 1777 au Collège des médecins de Lille à son sujet. Un de ses confrères CAPLO avait refusé d'aller en consultation avec lui, sous prétexte qu'il vendait chez lui un purgatif qu'il appellait « l'Esculape », acte indigne d'un médecin.

(2) La Société Royale de Médecine, pour susciter des travaux sur les épidémies, considérait comme correspondant tous les médecins qui lui envoyaient des mémoires sur ce sujet.

Desmilleville rédigea en 1775 les « Observations médicinales sur les habitants de la Flandre Wallonne » recueillies par Dehenne, de Cyssau et lui même (1).

Pour l'épidémie d'Halluin, en 1769, les Grands Baillis adjoignirent à Dehenne, le médecin Verly et le chirurgien Vandergraacht.

Les Etats chargèrent parfois d'autres médecins de « visiter les pauvres attaqués de le maladie épidémique » comme Desmazières de Roubaix à Croix, en 1769-1770, et Bello de Marchiennes à Montigny, en 1783.

Vers la fin du siècle deux médecins de Douai furent appelés à cette fonction.

Le docteur Mellet visita Beuvry et Raimbeaucourt en 1786 et Raucourt en 1789.

Le docteur Taranget, professeur à la Faculté de Douai, fut délégué, en 1790, pour l'épidémie de Raches et d'Auchy. Il est l'auteur de plusieurs publications sur les maladies épidémiques (2).

Nous n'avons trouvé aucune indication de sommes payées à Boucher ou à un autre médecin par l'Intendant.

Le tarif des honoraires dus aux médecins députés par les Etats fut établi assez tard. Il était de coutume, lorsqu'on sollicitait des pouvoirs publics une indemnité pour un travail déterminé, de ne pas fixer la somme à laquelle on l'estimait, et de s'en rapporter à leur générosité.

C'est ce que fit d'abord Boucher dans un mémoire où il énumère, mois par mois, « les voyages faits dans divers cantons de la Châtellenie de Lille ». Pour 28 voyages (3), 7 consultations et 3 mémoires on ne lui alloua en 1760 que 300 florins (4).

---

(1) Bibliothèque communale de Lille. Manuscrit N° 354

(2) Epidémie observée au village de Pont-à-Raches en 1782. — Journal de Médecine, 1790, Tome 83, page 283.

Réflexions sur les maladies épidémiques. — Feuille des Flandres, 1783, pages 48, 51, 56, et 59.

Maladies les plus habituelles dans le département. — Dieudonné, Statistique du département eu Nord, 1804, Tome 1, page 58.

(3) Ce n'était pas très loin, Esquermes, Loos, Hellemmes et Lannoy.

(4) On comptait le plus souvent alors en florins (de vingt patars) valant une livre cinq sous, et quelquefois en livres.

Dehenne avait été plus avisé et sa première note est ainsi rédigée :

	FLORINS	PATARS
Le médecin Dehenne a employé tout le jeudi 11 Décembre 1755 à voir les malades à Lomme..	19	4
Le même jour a payé pour le dîner qu'il a fait avec les deux chirugiens de l'endroit	4	16
Le même jour pour le fiacre	4	16
Le mardi 16 du même mois a fourni un mémoire touchant la manière de traiter la maladie épidémique............................	11	4
Total....	40	0

Cette somme lui fut payée en Février 1756.

En 1769, de Cyssau demanda le remboursement de ses frais de dîner et « de deux flacons de vin bus en conversant avec les deux chirurgiens de Roncq », ce qui lui fut refusé.

Il fut admis alors que la journée du voyage serait taxée à un louis de 24 livres ou 19 florins 4 patards, comme l'avait établi Dehenne, et que les frais de voiture seraient remboursés. Tous les autres frais ainsi que les honoraires pour la rédaction du mémoire furent supprimés.

Les revenus qu'en retira le principal médecin des épidémies Dehenne furent très variables. Certaines années ne comportaient aucun voyage, aussi présentait-il souvent des notes pour plusieurs années. De 1756 à 1790, il lui fut réglé dix notes se montant au total à la somme de 7.485 florins 4 patars. Les plus importantes sont celles de 1787 portant 3.300 florins et celle de 1789 portant 1.402 florins 4 patars. Ce fut lui qui reçut, le 19 Août 1790, le montant de la dernière ordonnance de paiement émise par les Etats (655 florins 4 patars) dont les comptes furent arrêtés le 15 Septembre suivant par les commissaires du département du Nord qui les remplaçaient.

Les honoraires des médecins de communauté (1), étaient moins élevés. Ainsi, Desmazières, médecin à Roubaix, qui fut chargé de voir les malades de Croix, en 1769, fut payé à raison de huit florins par visite générale. Douville, médecin à Cysoing, pour avoir accompagné Dehenne dans chacune de ses visites, ne reçoit que 2 florins 8 patars par jour.

---

(1) Les gratifications qu'ils demandèrent furent parfois refusées.

Les chirurgiens étaient beaucoup moins bien traités. La même année 1769, le chirurgien Dervaux de Roubaix fut taxé à trois livres par journée qu'il employa à accompagner Dehenne dans ses visites dans cette ville. La veuve du chirurgien Duhamel de Mouvaux, qui succomba au cours de l'épidémie, ne reçut qu'une gratification de 50 florins.

Le traitement consistait dans des saignées et l'administration de médicaments, que les médecins indiquaient dans leur mémoire, ou dont ils donnaient une liste séparée (1). Les pharmacies étant rares à cette époque en dehors des villes, les Etats commandaient ces médicaments à certains apothicaires de Lille. De 1759 à 1790 les notes de ces derniers se montèrent à la somme de 2.922 florins 12 patars.

Pour l'épidémie de 1735 à Baisieux, les médicaments prescrits furent simplement : réglisse, sel de nitre et coquelicot.

A Lomme, en 1755, on administra aux malades : tisanes purgatives, apozèmes, lavements, vomitifs, sel de nitre, gelée de corne de cerf, sirop d'althœa (guimauve) et huile d'amandes douces.

Pendant l'épidémie de typhus de 1758 ce furent : sel prunelle ou cristal minéral (nitrate de potasse fondu), crème de tartre, sirop d'althœa, huile d'amandes douces, oxymel scillitique, kermès minéral, rhubarbe, casse, tamarin, manne, ipéca, sel de nitre, esprit de nitre doux (acide nitrique alcoolisé).

Boucher et Dehenne ordonnèrent à Nomain en 1764 : ipéca, tisane royale, (sené, squine, crème de tartre, anis et réglisse) ; décoctions de raclure de corne de cerf et de fleurs de pavot rouge, d'avoine, scorsonère, bardane et réglisse, infusion de thé et safran, de fleurs de sureau avec du miel et un peu de magnésie ; magnésie, corne de cerf brulée, antimoine diaphorétique (antimoine acide de potasse) ; décoction de quinquina, scorsonère, nitre et réglisse, potion camphrée ; vésicatoire.

Pour d'autres épidémies on employa, outre la plupart des médicaments déjà énumérés : esprit de sel, bol d'arménie, cantharides, sirop de capillaire, emplâtre épispatique, élixir vitriolique de Mynsicht, sel de seignette, sel d'Epsom, etc.

---

(1) Les médecins ne semblent pas avoir utilisé les boîtes de remèdes envoyées par ordre du Roi depuis 1721, car en 1789 l'Intendant fait insérer dans les Feuilles de Flandres un avis disant qu'il « désire que les attentions bienveillantes de sa Majesté soient connues plus particulièrement qu'elles ne l'ont été jusqu'à présent dans la généralité ».

Pendant toutes les épidémies, il s'est toujours trouvé un inventeur qui proposa un remède infaillible. En 1770, DEHENNE fut chargé par les Etats de donner son avis sur une demande du chirurgien TIMSON d'Halluin d'être autorisé à traiter les malades attaqués de la fièvre putride « qu'il répond de guérir en deux fois vingt-quatre heures ». Il commence par faire remarquer dans son rapport que « cette demande tient du charlatanisme ». Après avoir rappelé que « les prétendus spécifiques ne réussisent que dans les mains des médecins éclairés et que très souvent ils font mal parce qu'ils ne sont pas donnés à propos », il pose les conditions suivantes :

« 1° Il faut que TIMSON déclare son remède à votre médecin de confiance de peur qu'il emploie témérairement quelque poison....

» 2° Il faut qu'il fasse preuve de son assertion devant votre même médecin de confiance.

» A ces conditions et sur le rapport qui vous sera fait, vous pourrez, Messieurs, statuer pour le bien de vos peuples ce que vous jugerez juste et convenable ».

Aucune suite ne semble avoir été donnée à cette demande.

A côté des remèdes, les médecins demandèrent de distribuer des aliments. Ce furent d'abord les bouillons de bœuf et de veau, cet usage semble avoir disparu peu après l'épidémie de dysenterie en 1750. Par la suite les Etats envoyèrent uniquement du riz aux communautés.

Préoccupés surtout des « moyens de curation », les médecins du XVIIIᵉ siècle furent des cliniciens des maladies épidémiques. En cela ils différent complètement des médecins des épidémies actuels, qui n'agissent qu'en épidémiologistes, laissant aux médecins des lieux le soin de traiter les malades.

La cause des maladies résidant surtout, d'après eux, dans la constitution du pays (climat et terrains) ils attachaient peu d'importance à la salubrité générale. Ils font cependant quelquefois intervenir la famine, la misère et les mauvaises conditions d'habitation. Ce n'est qu'en 1787 que BOUCHER et DEHENNE signalent les émanations dégagées des eaux de lavage des laines et la situation du cimetière au centre de la commune pendant l'épidémie de Roubaix.

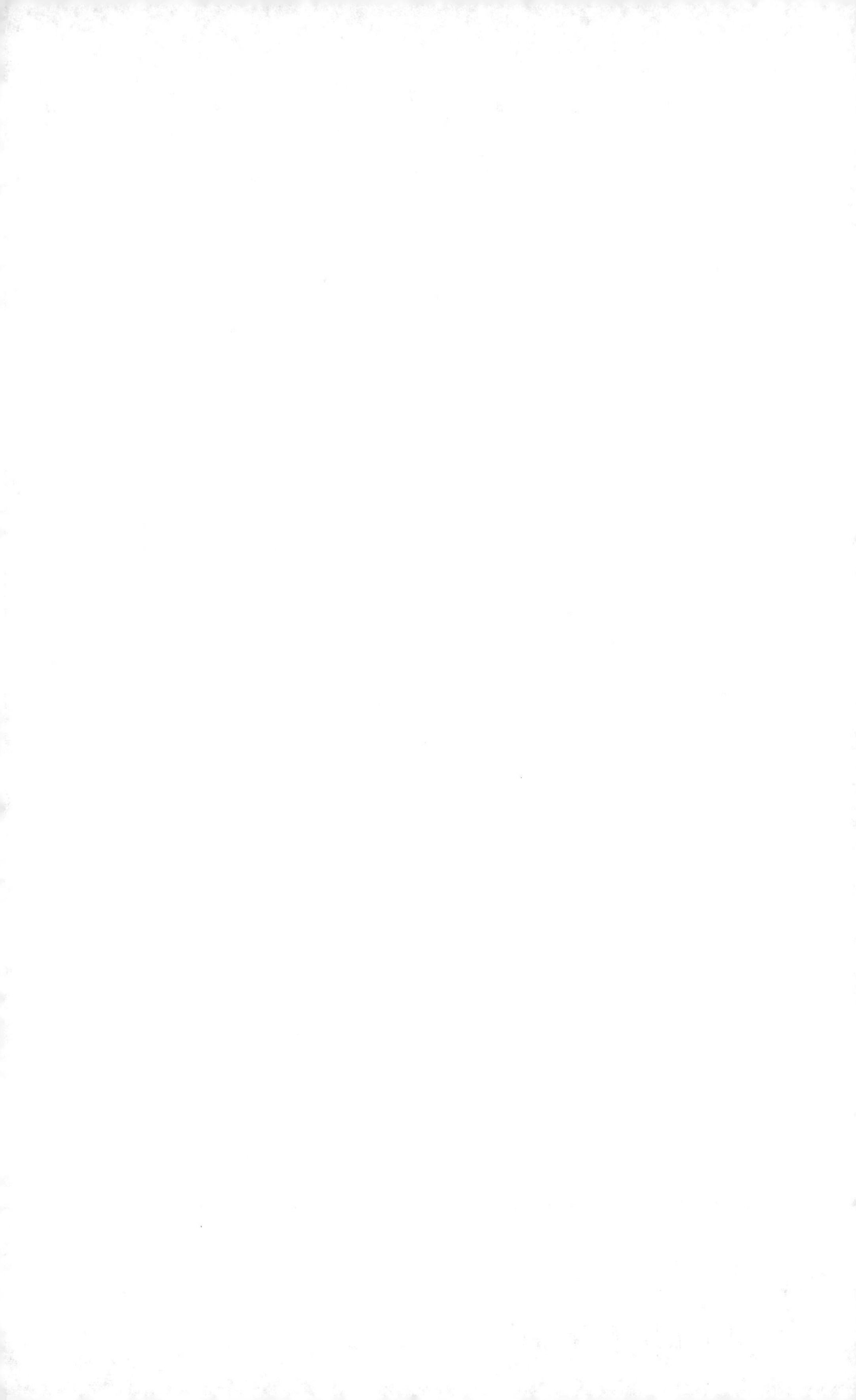